Sivakumar Joghi Thatha Gowder

Saúde do coração: dicas simples para um coração mais forte

Sivakumar Joghi Thatha Gowder

Saúde do coração: dicas simples para um coração mais forte

O nosso guia para o coração

ScienciaScripts

Imprint

Cover image: www.ingimage.com

This book is a translation from the original published under ISBN 978-3-659-96059-8.

Publisher:
Sciencia Scripts
is a trademark of
Dodo Books Indian Ocean Ltd. and OmniScriptum S.R.L publishing group

120 High Road, East Finchley, London, N2 9ED, United Kingdom
Str. Armeneasca 28/1, office 1, Chisinau MD-2012, Republic of Moldova, Europe
Managing Directors: Ieva Konstantinova, Victoria Ursu
info@omniscriptum.com

Printed at: see last page
ISBN: 978-620-8-37757-1

PREFÁCIO

O coração é uma maravilha da natureza, que trabalha incansavelmente para manter a vida, bombeando sangue para todo o corpo. No entanto, no mundo acelerado de hoje, manter a saúde do coração está a tornar-se cada vez mais difícil. O stress, os hábitos alimentares pouco saudáveis, a falta de exercício físico e o sono inadequado são factores que afectam este órgão vital. Compreender e proteger o seu coração não é apenas uma preocupação médica - é uma responsabilidade pessoal.

Este livro, *Heart Health: Dicas simples para um coração mais forte*, foi concebido para lhe dar conselhos diretos e práticos para melhorar o seu bem-estar cardiovascular. Não se trata de um jargão médico complexo ou de estratégias avassaladoras. Em vez disso, é um guia repleto de dicas fáceis de seguir que qualquer pessoa pode incorporar na sua vida quotidiana. Desde a nutrição e o exercício físico até à gestão do stress e às mudanças de estilo de vida, cada capítulo oferece ideias que lhe permitem assumir o controlo da sua saúde cardíaca.

Quer esteja a tentar prevenir problemas cardíacos, apoiar a recuperação ou simplesmente levar um estilo de vida mais saudável, este livro serve como uma referência rápida e um companheiro inspirador. Lembre-se, pequenos passos hoje podem levar a uma vida inteira de benefícios. Juntos, vamos embarcar numa viagem para cultivar um coração mais forte e saudável.

"Rir é uma arte e faz bem ao coração." - Sivakumar Gowder

-Dr. Sivakumar Joghi Thatha Gowder,
Faculdade de Ciências Médicas Aplicadas,
Universidade Rei Faisal,
Arábia Saudita.

Índice

Introdução

O nosso coração é o motor do nosso corpo, trabalhando incansavelmente todos os segundos da nossa vida. Bombeia sangue, fornece oxigénio e nutrientes e apoia o funcionamento de todos os órgãos. No entanto, para um órgão tão vital, o coração recebe frequentemente menos cuidados do que merece. A realidade é que as doenças cardíacas continuam a ser uma das principais causas de morte a nível mundial. No entanto, a boa notícia é que muitos problemas cardíacos podem ser evitados com simples mudanças de estilo de vida e consciencialização.

Saúde do coração: Dicas simples para um coração mais forte tem como objetivo simplificar as complexidades dos cuidados com o coração. Este livro não se destina a profissionais médicos nem está repleto de pormenores técnicos. Em vez disso, foi escrito para todos - jovens e idosos - que desejam tomar conta da sua saúde cardíaca sem se sentirem sobrecarregados.

Neste livro, encontrará dicas fáceis de aplicar centradas na dieta, atividade física, gestão do stress e ajustes gerais ao estilo de vida que promovem a saúde cardiovascular. Quer se trate de adotar hábitos alimentares amigos do coração, de compreender a importância do exercício físico regular ou de gerir os factores de stress diários da vida, cada secção foi concebida para o motivar e orientar para escolhas mais saudáveis.

As estratégias aqui partilhadas são simples, mas o seu impacto na saúde do seu coração pode ser profundo. Não são necessários ginásios caros, dietas elaboradas ou mudanças drásticas para fazer a diferença. Passos pequenos e consistentes podem levar a um coração mais forte e saudável e a uma melhor qualidade de vida.

Deixe que este livro o inspire a cuidar do seu coração - porque um coração saudável é a base de uma vida vibrante e plena. A sua jornada para a saúde do coração começa aqui.

Capítulo 1: Compreender o coração

1. O coração é um poderoso órgão muscular que funciona como a principal bomba do corpo.
2. Está localizado na cavidade torácica, ligeiramente à esquerda da linha média, e é protegido pela caixa torácica.
3. O coração bate cerca de 60 a 100 vezes por minuto em condições normais.
4. A sua principal função é fornecer oxigénio e nutrientes aos tecidos e eliminar o dióxido de carbono e os resíduos.
5. O coração tem quatro câmaras: duas aurículas (superiores) e dois ventrículos (inferiores).
6. A aurícula direita recebe sangue pobre em oxigénio do corpo através das veias cavas superior e inferior.
7. O ventrículo direito bombeia este sangue pobre em oxigénio para os pulmões através da artéria pulmonar para oxigenação.
8. A aurícula esquerda recebe sangue rico em oxigénio dos pulmões através das veias pulmonares.
9. O ventrículo esquerdo bombeia sangue rico em oxigénio para o resto do corpo através da aorta.
10. As câmaras do coração estão separadas por um septo, o que impede a mistura de sangue rico em oxigénio com sangue pobre em oxigénio.
11. Quatro válvulas cardíacas regulam o fluxo sanguíneo: tricúspide, pulmonar, mitral e aórtica.
12. As válvulas cardíacas impedem o refluxo do sangue e asseguram que este flui numa única direção.

13. O som "lub-dub" do batimento cardíaco provém da abertura e fecho das válvulas cardíacas.
14. O coração é envolvido por um saco de dupla camada chamado pericárdio, que contém um líquido lubrificante.
15. O miocárdio, a camada intermédia da parede do coração, é constituído por músculo cardíaco que se contrai para bombear o sangue.
16. O revestimento interno do coração, denominado endocárdio, proporciona uma superfície lisa para o fluxo sanguíneo.
17. As artérias coronárias fornecem sangue oxigenado ao próprio músculo cardíaco.
18. O coração necessita de um fornecimento contínuo de oxigénio para funcionar eficazmente.
19. O ritmo do coração é controlado pelo seu sistema elétrico, começando pelo nódulo sinoatrial (SA).
20. O nódulo SA, localizado na aurícula direita, actua como o pacemaker natural do coração.
21. Os sinais eléctricos viajam do nódulo SA para o nódulo atrioventricular (AV), assegurando contracções coordenadas.
22. Os sinais eléctricos do coração propagam-se através de fibras especializadas chamadas fibras de Purkinje nos ventrículos.
23. A pressão arterial é a força exercida pelo sangue circulante nas paredes das artérias.
24. A tensão arterial normal é normalmente de cerca de 120/80 mmHg, com variações que dependem do estado de saúde de cada pessoa.

25. A frequência cardíaca e a pressão arterial são influenciadas pela atividade física, pelo stress e por alterações hormonais.
26. O sistema nervoso autónomo regula o ritmo cardíaco, equilibrando a atividade simpática e parassimpática.
27. Uma frequência cardíaca em repouso entre 60-100 batimentos por minuto é considerada normal para os adultos.
28. Os atletas têm frequentemente frequências cardíacas de repouso mais baixas devido a uma maior eficiência cardíaca.
29. O ciclo cardíaco é composto por duas fases: a sístole (contração) e a diástole (relaxamento).
30. Durante a sístole, o coração contrai-se para bombear o sangue para fora das câmaras.
31. Durante a diástole, o coração relaxa, permitindo que as câmaras se encham de sangue.
32. O débito cardíaco é o volume de sangue que o coração bombeia por minuto e é um indicador importante da função cardíaca.
33. O coração pode adaptar-se a exigências acrescidas, como durante o exercício, aumentando a sua frequência e débito.
34. As artérias transportam o sangue rico em oxigénio para longe do coração, enquanto as veias transportam o sangue pobre em oxigénio de volta para o coração.
35. A artéria pulmonar é a única artéria que transporta sangue pobre em oxigénio.
36. A veia pulmonar é a única veia que transporta sangue rico em oxigénio.

37. O coração necessita de um equilíbrio de nutrientes, incluindo o potássio, o cálcio e o magnésio, para funcionar corretamente.
38. Um desequilíbrio de electrólitos pode perturbar o sistema elétrico do coração e provocar arritmias.
39. As doenças cardiovasculares são a principal causa de morte a nível mundial.
40. A aterosclerose, ou a acumulação de placas nas artérias, é uma doença comum relacionada com o coração.
41. O coração trabalha mais em condições como a tensão arterial elevada, o que pode causar danos ao longo do tempo.
42. Fumar é um importante fator de risco para as doenças cardíacas, uma vez que danifica os vasos sanguíneos e aumenta a acumulação de placas.
43. A inatividade física está associada a um maior risco de doenças cardíacas e complicações conexas.
44. O stress mental pode afetar negativamente o coração, aumentando a pressão arterial e o ritmo cardíaco.
45. Os ataques cardíacos ocorrem quando o fluxo sanguíneo para uma parte do coração é bloqueado, normalmente por um coágulo sanguíneo.
46. Os primeiros sinais de problemas cardíacos incluem dor no peito, falta de ar e fadiga.
47. A atividade física regular fortalece o coração e melhora a sua eficiência.
48. Uma dieta saudável para o coração, rica em frutas, legumes, cereais integrais e gorduras saudáveis, apoia a função cardíaca.
49. Os exames regulares e a monitorização do colesterol, da tensão arterial e dos níveis de glicose são essenciais para a saúde do coração.

50. Compreender a estrutura e a função do coração permite que os indivíduos façam mudanças no seu estilo de vida para proteger a sua saúde.

Capítulo 2: Saúde e riscos cardíacos

1. A saúde do coração refere-se ao estado do seu sistema cardiovascular, incluindo o coração e os vasos sanguíneos.
2. Manter um coração saudável é essencial para o bem-estar geral e a longevidade.
3. Um coração saudável bombeia sangue de forma eficiente para fornecer oxigénio e nutrientes ao corpo.
4. A atividade física regular fortalece o coração e melhora a circulação.
5. Uma dieta equilibrada rica em frutas, legumes, cereais integrais e proteínas magras contribui para a saúde do coração.
6. Manter-se hidratado ajuda a manter um fluxo sanguíneo saudável e reduz o esforço do coração.
7. O sono é crucial para a saúde do coração, estando o sono insuficiente associado a um maior risco de doença cardíaca.
8. A gestão do stress reduz a probabilidade de hipertensão arterial e outros problemas cardíacos.
9. Deixar de fumar reduz significativamente o risco de doença cardíaca e de acidente vascular cerebral.
10. Os exames médicos regulares ajudam a controlar o colesterol, a tensão arterial e os níveis de glicose.

11. As doenças cardíacas são a principal causa de morte a nível mundial.
12. A tensão arterial elevada (hipertensão) obriga o coração a trabalhar mais, provocando danos ao longo do tempo.

13. Níveis elevados de colesterol contribuem para a acumulação de placas nas artérias, estreitando-as e reduzindo o fluxo sanguíneo.
14. Fumar danifica os vasos sanguíneos e acelera a acumulação de placas arteriais.
15. A diabetes aumenta o risco de doença cardíaca devido ao facto de os níveis elevados de açúcar no sangue danificarem os vasos sanguíneos.
16. A obesidade exerce uma pressão adicional sobre o coração, aumentando o risco de doença cardíaca e de acidente vascular cerebral.
17. A inatividade física é um fator de risco significativo para as doenças cardíacas.
18. O consumo de uma dieta rica em gorduras saturadas, gorduras trans e sódio contribui para os problemas cardíacos.
19. O stress crónico pode aumentar a pressão arterial e o ritmo cardíaco, sobrecarregando o coração.
20. O consumo excessivo de álcool pode aumentar a tensão arterial e provocar lesões no músculo cardíaco.

21. A dor ou desconforto no peito, especialmente durante a atividade física, pode indicar problemas cardíacos.
22. A falta de ar pode ser um sinal de insuficiência cardíaca ou de outros problemas cardiovasculares.
23. A fadiga ou a fraqueza podem resultar da incapacidade do coração para bombear o sangue de forma eficaz.
24. O inchaço nas pernas, tornozelos ou pés pode indicar retenção de líquidos devido a problemas cardíacos.
25. Um batimento cardíaco rápido ou irregular (arritmia) pode indicar uma doença cardíaca subjacente.

26. Podem ocorrer tonturas ou desmaios devido a um fluxo sanguíneo inadequado para o cérebro.
27. A tosse persistente, especialmente com muco cor-de-rosa ou branco, pode ser um sinal de insuficiência cardíaca.
28. A dor no pescoço, no maxilar ou nas costas pode, por vezes, indicar um ataque cardíaco, especialmente nas mulheres.
29. Os suores frios ou as náuseas podem acompanhar outros sintomas de ataque cardíaco.
30. A tensão arterial elevada não apresenta frequentemente sintomas, mas aumenta significativamente o risco de doença cardíaca.

31. A prática de exercício físico durante pelo menos 150 minutos por semana melhora a saúde cardiovascular.
32. Gerir um peso saudável reduz o risco de doenças relacionadas com o coração.
33. O consumo de ácidos gordos ómega 3, presentes no peixe e nas sementes de linhaça, contribui para a saúde do coração.
34. Limitar os açúcares adicionados e os hidratos de carbono refinados reduz o risco de diabetes e de doenças cardíacas.
35. Evitar as gorduras trans ajuda a prevenir a formação de placas arteriais.
36. Reduzir a ingestão de sódio faz baixar a tensão arterial e diminui o risco de doença cardíaca.
37. Beber muita água ajuda na circulação e ajuda a manter um coração saudável.
38. A monitorização regular da tensão arterial pode ajudar a detetar precocemente potenciais problemas cardíacos.

39. Controlar o stress através de actividades como o ioga, a meditação ou passatempos beneficia o coração.
40. A vacinação, por exemplo contra a gripe, pode reduzir o risco de ataque cardíaco em pessoas com doenças cardíacas.
41. A história familiar desempenha um papel importante no risco de doença cardíaca, mas as mudanças no estilo de vida podem ajudar a atenuá-lo.
42. A etnia e a idade são factores de risco não modificáveis, mas um estilo de vida saudável minimiza o seu impacto.
43. Estar excessivamente sentado ou ter um estilo de vida sedentário aumenta a probabilidade de doença cardíaca.
44. A poluição do ar e a exposição a toxinas podem afetar negativamente a saúde cardiovascular.
45. É essencial conhecer os seus níveis de colesterol, incluindo o LDL (mau) e o HDL (bom).
46. Doenças crónicas como a doença renal ou doenças auto-imunes podem afetar a saúde do coração.
47. As alterações hormonais durante a menopausa aumentam o risco de doença cardíaca nas mulheres.
48. Ambientes de trabalho stressantes ou a falta de apoio social podem contribuir para problemas cardíacos.
49. Tecnologias como os monitores de fitness podem ajudar a monitorizar o ritmo cardíaco e os níveis de atividade.
50. A intervenção precoce, incluindo alterações do estilo de vida e medicamentos, melhora consideravelmente os resultados da saúde cardíaca.

Capítulo 3: Alimentação saudável e coração

1. Uma alimentação equilibrada ajuda a manter o coração saudável e reduz o risco de doenças cardiovasculares.
2. Inclua uma variedade de frutas e legumes nas suas refeições diárias para obter vitaminas e antioxidantes essenciais.
3. Os cereais integrais, como o arroz integral e a aveia, são melhores para o seu coração do que os cereais refinados.
4. As fontes de proteínas magras, como o peixe, o frango e as leguminosas, promovem a saúde do coração.
5. Os ácidos gordos ómega 3 presentes nos peixes gordos (como o salmão) são excelentes para reduzir a inflamação e melhorar a função cardíaca.
6. Evite as gorduras trans presentes nos alimentos processados, uma vez que podem aumentar os níveis de colesterol mau.
7. Limite as gorduras saturadas escolhendo lacticínios com baixo teor de gordura e opções de carne magra.
8. Os alimentos ricos em fibra, como o feijão, as lentilhas e os frutos inteiros, ajudam a reduzir o colesterol.
9. Reduza os açúcares adicionados para diminuir o risco de diabetes e doenças cardíacas.
10. Mantenha-se hidratado bebendo muita água; as bebidas açucaradas são prejudiciais para o seu coração.
11. O excesso de sal (sódio) na alimentação pode levar a uma pressão arterial elevada, um dos principais factores de risco de doença cardíaca.

12. Cozinhe as refeições em casa para controlar os níveis de sódio nos alimentos.
13. Limitar os alimentos processados e embalados, que são frequentemente ricos em sódio.
14. Escolha opções com baixo teor de sódio quando comprar alimentos enlatados ou congelados.
15. Utilize ervas aromáticas e especiarias em vez de sal para dar sabor à sua comida.
16. O colesterol elevado contribui para as doenças cardíacas; evite os alimentos fritos e os cortes de carne gordos.
17. Incluir proteínas de origem vegetal, como o tofu e o feijão, para reduzir o colesterol.
18. As gorduras insaturadas presentes nos frutos secos, sementes e abacates podem melhorar a saúde do coração.
19. Evitar alimentos com "óleos parcialmente hidrogenados" para limitar a ingestão de gorduras trans.
20. Métodos de cozedura como cozer, cozinhar a vapor ou grelhar são mais saudáveis do que fritar.

21. Os alimentos ricos em potássio, como as bananas e as batatas doces, ajudam a controlar a tensão arterial.
22. O magnésio presente nos frutos secos, sementes e folhas verdes é essencial para manter um ritmo cardíaco regular.
23. O cálcio dos lacticínios, das amêndoas e dos vegetais de folha verde apoia a função muscular do coração.
24. A vitamina D é importante para a saúde do coração; obtenha-a através da luz solar e de alimentos fortificados.

25. Os antioxidantes presentes nas bagas e nos citrinos ajudam a reduzir o stress oxidativo no coração.
26. Os polifenóis presentes no chocolate preto e no chá verde podem melhorar a circulação.
27. O licopeno presente no tomate reduz o risco de doenças cardíacas.
28. O selénio presente nas nozes, no peixe e nos ovos protege o coração de danos.
29. O zinco presente nos mariscos e nas leguminosas apoia o funcionamento geral do coração.
30. O ferro proveniente da carne magra e de fontes vegetais é vital para transportar oxigénio para o coração.

31. A dieta mediterrânica, rica em azeite, peixe e legumes, é amiga do coração.
32. A dieta DASH centra-se na redução do sódio e no aumento do potássio para melhorar a saúde do coração.
33. Evite as dietas radicais, pois podem causar stress no seu coração.
34. Coma refeições pequenas e frequentes para estabilizar os níveis de açúcar no sangue e reduzir o esforço cardíaco.
35. Saltar o pequeno-almoço pode ter um impacto negativo na saúde do coração; faça-o de forma saudável.
36. Limitar o consumo de álcool; o consumo excessivo é prejudicial para o coração.
37. Mantenha-se fisicamente ativo para complementar uma dieta saudável para a saúde do coração.
38. Gerir o stress com técnicas de atenção plena e de relaxamento para apoiar o seu coração.

39. Fumar danifica os vasos sanguíneos; combine uma dieta saudável com o facto de deixar de fumar para obter melhores resultados.
40. Mantenha um peso saudável para reduzir a pressão sobre o seu coração.
41. Os frutos secos, como as amêndoas e as nozes, são ricos em gorduras e proteínas saudáveis para o coração.
42. O alho pode ajudar a reduzir o colesterol e a tensão arterial de forma natural.
43. Os vegetais de folha verde estão repletos de nutrientes que beneficiam o coração.
44. As sementes de linhaça e as sementes de chia são excelentes fontes de fibra e de ácidos gordos ómega 3.
45. O chocolate preto (70% de cacau ou mais), com moderação, é amigo do coração.
46. O excesso de cafeína pode afetar o seu coração; opte por um consumo moderado.
47. Evite bebidas energéticas; têm um elevado teor de açúcar e podem aumentar a tensão arterial.
48. Os alimentos fermentados, como o iogurte e o kimchi, melhoram a saúde intestinal, beneficiando indiretamente o coração.
49. O planeamento das refeições ajuda a garantir que se mantém fiel a escolhas saudáveis para o coração.
50. Os check-ups regulares e as análises ao sangue podem ajudá-lo a manter uma saúde cardíaca óptima através da alimentação.

Capítulo 4: O exercício e o coração

1. O exercício regular fortalece o coração, tornando-o mais eficiente no bombeamento do sangue.
2. Os exercícios aeróbicos, como caminhar, fazer jogging e andar de bicicleta, melhoram a saúde cardiovascular.
3. A atividade física ajuda a baixar a pressão arterial, reduzindo o risco de doenças cardíacas.
4. O exercício físico aumenta o bom colesterol (HDL) e reduz o mau colesterol (LDL).
5. Manter-se ativo ajuda a regular os níveis de açúcar no sangue, prevenindo a diabetes - um fator de risco para as doenças cardíacas.
6. O exercício físico reduz as hormonas do stress, que podem sobrecarregar o coração.
7. Uma atividade consistente ajuda a manter um peso saudável, diminuindo a carga sobre o coração.
8. O exercício físico melhora a circulação, garantindo que o oxigénio e os nutrientes chegam a todas as partes do corpo.
9. A inatividade física é um dos principais factores de risco das doenças cardíacas.
10. Apenas 30 minutos de exercício por dia podem melhorar significativamente a saúde do coração.

11. Caminhar é um dos exercícios mais simples e mais eficazes para a saúde do coração.
12. Correr fortalece o coração e melhora a resistência.

13. A natação é um exercício de baixo impacto que beneficia o coração e as articulações.
14. Andar de bicicleta melhora a circulação e fortalece os músculos das pernas, ao mesmo tempo que beneficia o coração.
15. O ioga aumenta a flexibilidade, reduz o stress e apoia a saúde do coração.
16. O treino de força, quando efectuado com segurança, desenvolve os músculos e melhora a saúde cardiovascular geral.
17. Dançar é uma forma divertida de manter o seu coração saudável enquanto queima calorias.
18. Os desportos de equipa, como o futebol ou o basquetebol, proporcionam benefícios físicos e sociais.
19. O treino intervalado de alta intensidade (HIIT) pode melhorar eficazmente a saúde do coração em curtas durações.
20. A jardinagem ou as tarefas domésticas também contam como exercício moderado para o seu coração.

21. A atividade física regular reduz o risco de ataque cardíaco e de acidente vascular cerebral.
22. O exercício físico ajuda a melhorar a elasticidade dos vasos sanguíneos, reduzindo o risco de bloqueios.
23. Ser ativo aumenta a capacidade de recuperação do coração após o esforço.
24. O exercício consistente pode baixar a frequência cardíaca em repouso, o que indica um coração mais eficiente.
25. Os indivíduos activos tendem a ter níveis de tensão arterial mais saudáveis ao longo do tempo.

26. O exercício físico aumenta a produção de óxido nítrico, melhorando o fluxo sanguíneo.
27. Manter-se ativo aumenta os níveis de energia, reduzindo a fadiga.
28. O exercício físico melhora a qualidade do sono, que é vital para a saúde do coração.
29. A atividade física ajuda a regular as hormonas que influenciam a tensão arterial e o colesterol.
30. O exercício consistente pode ajudar a prevenir ou retardar o declínio da função cardiovascular relacionado com a idade.

31. Faça um aquecimento antes de se exercitar para preparar gradualmente o seu coração para a atividade.
32. Arrefecer após o exercício para ajudar o coração a regressar ao seu estado de repouso.
33. Se é novo no exercício, comece com actividades ligeiras como caminhar ou fazer alongamentos.
34. Ouça o seu corpo; pare se sentir tonturas, falta de ar ou dores no peito.
35. Mantenha-se hidratado para apoiar o seu coração durante a atividade física.
36. Evitar o excesso de esforço; demasiado exercício pode sobrecarregar o coração.
37. Use roupa e calçado confortáveis para reduzir o esforço do seu corpo.
38. Consulte um médico antes de iniciar um novo programa de exercício, especialmente se tiver uma doença cardíaca.
39. Monitorize a sua frequência cardíaca durante o exercício para garantir que esta se mantém dentro de um intervalo seguro.

40. Concentre-se mais na consistência do que na intensidade para desenvolver gradualmente a saúde do coração.
41. Fazer exercício ao ar livre expõe-no ao ar fresco e reduz o stress.
42. Os exercícios em grupo podem melhorar a motivação e a adesão a uma rotina.
43. Fazer exercício com amigos ou familiares ajuda a criar laços afectivos fortes, beneficiando o coração.
44. Os alongamentos após os treinos melhoram a flexibilidade e previnem lesões.
45. A atividade física regular reduz a inflamação, um dos principais factores que contribuem para as doenças cardíacas.
46. O exercício físico pode atrasar o aparecimento de doenças cardíacas, mesmo em indivíduos com antecedentes familiares.
47. Os exercícios cardiovasculares melhoram a capacidade pulmonar, o que contribui para um melhor fornecimento de oxigénio ao coração.
48. Manter-se ativo melhora o seu humor ao libertar endorfinas, que reduzem o stress.
49. Manter-se em forma através do exercício físico melhora a sua qualidade de vida à medida que envelhece.
50. Uma vida inteira de atividade física regular pode acrescentar anos à sua vida e melhorar a função cardíaca.

Capítulo 5: Gestão do stress e saúde do coração

1. O stress crónico é um importante fator de risco para as doenças cardíacas.
2. O stress aumenta a pressão arterial, aumentando a pressão sobre o coração.
3. O aumento das hormonas do stress, como o cortisol, pode levar à inflamação, danificando os vasos sanguíneos.
4. O stress leva muitas vezes a mecanismos de sobrevivência pouco saudáveis, como comer em excesso ou fumar.
5. A gestão do stress pode reduzir o risco de ataques cardíacos e acidentes vasculares cerebrais.
6. Uma mente relaxada promove um ritmo cardíaco estável e saudável.
7. O stress a longo prazo contribui para a acumulação de placas nas artérias, o que conduz a doenças cardíacas.
8. O stress emocional pode desencadear problemas de ritmo cardíaco, como arritmias.
9. As técnicas de gestão do stress melhoram a saúde cardiovascular geral.
10. Compreender e tratar precocemente os factores de stress pode evitar complicações relacionadas com o coração.
11. Os sintomas de stress incluem batimentos cardíacos acelerados, aperto no peito e fadiga.
12. O stress crónico pode fazer com que o coração trabalhe mais do que o normal, provocando danos a longo prazo.
13. Os hábitos induzidos pelo stress, como o consumo excessivo de álcool, prejudicam o coração.

14. O stress pode perturbar o sono, que é vital para a saúde do coração.
15. O isolamento social durante períodos de stress aumenta o risco de doença cardíaca.
16. O stress financeiro e no local de trabalho contribuem significativamente para os problemas cardíacos.
17. O stress intenso e repentino, como o luto, pode levar à "síndrome do coração partido".
18. O stress psicológico pode agravar as doenças cardíacas existentes.
19. Monitorizar os níveis de stress é tão importante como verificar a tensão arterial ou o colesterol.
20. Compreender os factores que desencadeiam o stress pode ajudar a proteger o seu coração.

21. Os exercícios de respiração profunda acalmam o sistema nervoso e reduzem a tensão cardíaca.
22. A meditação da atenção plena reduz a tensão arterial e o ritmo cardíaco.
23. A atividade física regular ajuda a gerir o stress e fortalece o coração.
24. O ioga combina o movimento físico com o relaxamento mental, beneficiando a saúde do coração.
25. Passar tempo na natureza reduz os níveis de cortisol e promove a calma.
26. Ouvir música relaxante pode aliviar o stress e contribuir para um coração saudável.
27. A aromaterapia com lavanda ou camomila ajuda a reduzir a tensão cardíaca relacionada com o stress.
28. O registo no diário ajuda a processar as emoções e reduz o stress mental.

29. O riso diminui as hormonas do stress e estimula a circulação.
30. As técnicas de relaxamento muscular progressivo ajudam a aliviar a tensão e a acalmar o coração.
31. Uma dieta equilibrada apoia a saúde mental e cardiovascular durante o stress.
32. Evitar o excesso de cafeína e açúcar ajuda a estabilizar o humor e o ritmo cardíaco.
33. Beber água suficiente ajuda o corpo a responder ao stress.
34. Um sono de qualidade é essencial para a recuperação do stress e para a saúde do coração.
35. As interações sociais regulares reduzem os sentimentos de stress e de isolamento.
36. A definição de objectivos e expectativas realistas minimiza o stress relacionado com o trabalho.
37. Aprender a dizer "não" evita o excesso de compromissos e reduz o stress.
38. As competências de gestão do tempo ajudam a reduzir o stress dos prazos e das responsabilidades.
39. A limpeza do seu ambiente pode ajudar a criar uma sensação de calma.
40. Praticar a gratidão melhora o humor e reduz os níveis de stress.
41. A gestão do stress reduz o risco de hipertensão arterial.
42. Uma mente mais calma leva a uma melhor tomada de decisões, promovendo hábitos mais saudáveis.
43. A gestão do stress melhora a função imunitária, beneficiando indiretamente o coração.

44. As pessoas com técnicas saudáveis de gestão do stress têm menos probabilidades de desenvolver doenças cardíacas.
45. A gestão do stress a longo prazo pode inverter alguns efeitos negativos no coração.
46. Uma mente relaxada promove uma melhor digestão, apoiando indiretamente a saúde geral.
47. A redução do stress melhora os níveis de energia, incentivando a atividade física.
48. Uma forte capacidade de gestão do stress ajuda a manter um ritmo cardíaco estável ao longo do tempo.
49. Concentrar-se no bem-estar emocional aumenta a capacidade do organismo para combater os problemas cardiovasculares.
50. Práticas consistentes de gestão do stress contribuem para uma vida mais longa, mais saudável e com um coração forte.

Capítulo 6: Medidas preventivas

1. A atividade física regular reduz o risco de doenças cardíacas.
2. Evitar o tabaco sob qualquer forma é crucial para a saúde do coração.
3. O consumo de uma dieta equilibrada rica em frutas, legumes e cereais integrais contribui para o bem-estar cardiovascular.
4. Limitar as gorduras saturadas, as gorduras trans e o colesterol na sua dieta pode prevenir doenças cardíacas.
5. Beber álcool com moderação ou evitá-lo completamente reduz os riscos cardiovasculares.
6. A manutenção de um peso saudável diminui o risco de doenças cardíacas.
7. Reduzir o consumo de sal ajuda a prevenir a hipertensão arterial, um dos principais factores de risco de doença cardíaca.
8. Comer peixe gordo como o salmão ou a cavala fornece ácidos gordos ómega 3 que protegem o coração.
9. Evitar alimentos processados e rápidos ajuda a manter um coração saudável.
10. Beber água suficiente ajuda a manter a saúde geral, incluindo a função cardíaca.
11. O controlo da pressão arterial elevada é fundamental para prevenir doenças cardíacas.
12. A gestão da diabetes reduz eficazmente o risco de doença cardíaca.
13. A redução dos níveis elevados de colesterol pode proteger contra ataques cardíacos.
14. Os check-ups regulares com um profissional de saúde ajudam a detetar sinais precoces de doença cardíaca.

15. O tratamento da apneia do sono pode evitar o esforço do coração.
16. O tratamento de doenças crónicas como a artrite ou a doença renal reduz os riscos cardíacos.
17. A monitorização e o controlo das arritmias reduzem o risco de AVC.
18. A gestão das doenças da tiroide previne problemas cardiovasculares secundários.
19. É essencial tomar os medicamentos prescritos para as doenças cardíacas existentes.
20. A monitorização regular do açúcar no sangue é importante para as pessoas com diabetes.

21. O stress crónico pode aumentar o risco de doenças cardíacas.
22. A prática de técnicas de gestão do stress, como o ioga ou a meditação, beneficia a saúde do coração.
23. Dormir o suficiente favorece a reparação e a função cardiovascular.
24. O isolamento social aumenta o risco de doença cardíaca; manter relações fortes ajuda.
25. O tratamento da ansiedade e da depressão reduz os riscos cardiovasculares.
26. Fazer pausas durante o trabalho ou em tarefas stressantes pode prevenir a tensão cardíaca.
27. Evitar o excesso de trabalho e manter o equilíbrio entre a vida profissional e pessoal promove a saúde do coração.
28. Praticar a gratidão e a atenção plena tem um impacto positivo na saúde em geral.
29. Ouvir música relaxante pode reduzir o ritmo cardíaco e os níveis de stress.
30. Procurar ajuda profissional para problemas de saúde mental é vital para o bem-estar físico.

31. Os exames regulares à saúde do coração ajudam a identificar precocemente os factores de risco.
32. Conhecer o historial familiar de doenças cardíacas ajuda a avaliar o risco.
33. Compreender os sintomas de ataque cardíaco e AVC pode salvar vidas.
34. A monitorização do ritmo cardíaco e da tensão arterial em casa garante uma intervenção atempada.
35. A consciência da ligação entre a higiene oral e as doenças cardíacas está a aumentar.
36. A deteção precoce de doenças vasculares pode evitar problemas cardíacos graves.
37. Manter o controlo dos níveis de colesterol é um passo proactivo para a saúde do coração.
38. A utilização de rastreadores de saúde portáteis pode incentivar hábitos mais saudáveis.
39. É essencial consultar um médico sobre qualquer dor ou desconforto invulgar no peito.
40. Estar informado sobre as doenças cardiovasculares nas mulheres ajuda a lidar com os riscos específicos do género.

41. O exercício cardiovascular regular fortalece o músculo cardíaco.
42. As vacinas, como as da gripe, podem prevenir infecções que afectam o coração.
43. Aprender a fazer RCP pode salvar vidas em situações de emergência cardíaca.
44. A adoção de uma dieta mediterrânica contribui para a saúde do coração.
45. Evitar os poluentes ambientais reduz o esforço cardiovascular.

46. Fazer pausas para não ficar sentado durante muito tempo ajuda a circulação e reduz o risco cardíaco.
47. A hidratação desempenha um papel fundamental na prevenção de coágulos sanguíneos e na manutenção da função cardíaca.
48. O jejum periódico, se clinicamente adequado, pode beneficiar a saúde do coração.
49. Limitar as bebidas açucaradas pode reduzir os riscos da síndrome metabólica.
50. A sensibilização da comunidade para as medidas preventivas pode reduzir a prevalência das doenças cardíacas.

Conclusão

Cuidar do nosso coração é um dos investimentos mais importantes que podemos fazer para a nossa saúde e bem-estar. Ao longo deste livro, explorámos formas simples mas eficazes de proteger e fortalecer o seu coração, desde adotar uma dieta equilibrada e manter-se ativo até gerir o stress e evitar hábitos nocivos. Estas estratégias não se destinam apenas a prevenir doenças cardíacas - destinam-se a melhorar a sua qualidade de vida em geral.

Lembre-se, o nosso coração responde positivamente mesmo às mais pequenas mudanças. Quer se trate de adicionar mais legumes às nossas refeições, de fazer uma caminhada rápida todos os dias ou de reservar momentos para relaxar e respirar profundamente, cada passo conta. O que hoje pode parecer um pequeno ajuste pode fazer uma diferença significativa ao longo do tempo.

A saúde do coração é uma viagem ao longo da vida, não um destino. A consistência é a chave para o sucesso. Capacitarmo-nos com conhecimentos, tomar decisões informadas e dar prioridade ao bem-estar do nosso coração todos os dias.

Ao encerrarmos este livro, que ele sirva para nos lembrar do nosso compromisso com uma vida mais saudável e feliz. Ao cuidarmos do nosso coração, não estamos apenas a prolongar os nossos anos - estamos a aumentar a alegria, a energia e a vitalidade de cada momento.

DIVERSOS

HOSPITAIS ESPECIALIZADOS PARA O CORAÇÃO EM TODO O MUNDO

América do Norte

- **Estados Unidos**: Cleveland Clinic, Mayo Clinic, Johns Hopkins Hospital
- **Canadá**: Hospital Geral de Toronto, Instituto do Coração de Montreal
- **México**: Hospital de Cardiología (Cidade do México), Instituto Nacional de Cardiología

América do Sul

- **Brasil**: Instituto do Coração (InCor), Hospital de Coração (São Paulo)
- **Argentina**: Hospital de Clínicas "Dr. Manuel de Elías" (Buenos Aires)
- **Chile**: Clínica Alemana (Santiago)
- **Colômbia**: Fundación Cardioinfantil (Bogotá)

Europa

- **Reino Unido**: Royal Brompton & Harefield NHS Foundation Trust, St Thomas' Hospital
- **Alemanha**: Centro Alemão do Coração, Hospital Universitário de Heidelberg
- **França**: Hospital Europeu Georges Pompidou, Hospital Pitié-Salpêtrière
- **Itália**: Policlínica Universitária Agostino Gemelli (Roma)
- **Espanha**: Hospital Universitário La Paz (Madrid)
- **Suécia**: Hospital Universitário Karolinska (Estocolmo)

África

- **África do Sul**: Hospital Chris Hani Baragwanath (Joanesburgo)
- **Egito**: Hospitais da Universidade do Cairo
- **Nigéria**: Hospital Nacional de Abuja
- **Quénia**: Hospital Universitário Aga Khan (Nairobi)

Ásia

- **Índia**: AIIMS, Instituto do Coração Fortis Escorts, Narayana Hrudayalaya
- **China**: Hospital Fuwai, Hospital Anzhen de Pequim
- **Japão**: Hospital Universitário de Keio, Hospital Universitário de Juntendo
- **Singapura**: Centro Nacional do Coração de Singapura
- **Coreia do Sul**: Centro Médico Samsung (Seul)
- **Tailândia**: Hospital Siriraj (Banguecoque)
- **Israel**: Centro Médico Sheba (Tel Aviv)

Oceânia

- **Austrália**: The Alfred Hospital (Melbourne), St Vincent's Hospital (Sydney)
- **Nova Zelândia**: Hospital da cidade de Auckland

Médio Oriente

- **Arábia Saudita**: King Faisal Specialist Hospital & Research Centre (Riade)
- **Emirados Árabes Unidos**: Cleveland Clinic Abu Dhabi, Rashid Hospital (Dubai)
- **Israel**: Centro Médico Hadassah (Jerusalém)
- **Turquia**: Hospital da Faculdade de Medicina da Universidade de Istambul

ESPECIALISTAS DO CORAÇÃO FAMOSOS EM TODO O MUNDO

1. **Dr. Valentín Fuster** (Espanha/EUA)
   Um cardiologista de renome mundial, o Dr. Fuster é conhecido pela sua investigação pioneira em doenças cardiovasculares e prevenção. É diretor do Mount Sinai Heart e diretor do Cardiovascular Institute no Mount Sinai Hospital em Nova Iorque.

2. **Dr. Eric Topol** (EUA)
   Uma figura de destaque na medicina digital, o Dr. Topol é conhecido pelo seu trabalho em genómica e pela aplicação da tecnologia à cardiologia. É o fundador do Scripps Research Translational Institute.

3. **Dr. Paul Ridker** (EUA)
   Professor na Harvard Medical School, a investigação do Dr. Ridker teve um impacto significativo na compreensão da inflamação nas doenças cardíacas, particularmente no contexto da aterosclerose e do risco cardiovascular.

4. **Dr. Michael E. DeBakey** (EUA)
   Embora tenha falecido em 2008, as contribuições do Dr. DeBakey para a cirurgia cardíaca e a medicina cardiovascular continuaram a influenciar o campo, especialmente nas áreas da cirurgia aórtica e do bypass da artéria coronária.

5. **Dr. John W. Kirklin** (EUA)
   Um proeminente cirurgião cardíaco que foi fundamental no desenvolvimento de técnicas para transplantes de coração e outras cirurgias cardíacas.

6. **Dr. Atul Gawande** (EUA)
   Cirurgião proeminente, investigador em saúde pública e autor, o Dr. Gawande deu importantes contributos para os sistemas de saúde, técnicas cirúrgicas e segurança dos doentes, incluindo no contexto das doenças cardíacas.

7. **Dr. Peter Libby** (EUA)
   Um líder na investigação cardiovascular, particularmente na compreensão do

papel da inflamação nas doenças cardíacas e no desenvolvimento de novas terapias.

8. **Dr. Martin S. Leon** (EUA)
   O Dr. Leon é um dos principais especialistas em cardiologia de intervenção, especialmente na doença arterial coronária, e uma figura-chave no desenvolvimento de novos procedimentos cardiovasculares.

9. **Dr. Gregg Fonarow** (EUA)
   Conhecido pelo seu trabalho no domínio da insuficiência cardíaca, o Dr. Fonarow é um dos principais especialistas no tratamento e gestão da insuficiência cardíaca, exercendo funções na Universidade da Califórnia, Los Angeles (UCLA).

10. **Dr. Salim Yusuf** (Canadá)
    Um dos principais epidemiologistas cardiovasculares, a investigação do Dr. Yusuf teve um impacto global na compreensão da prevenção das doenças cardíacas, particularmente nos países de baixo e médio rendimento.

11. **Dr. Raj R. K. Sharma** (Índia)
    Um cardiologista de renome internacional, o Dr. Sharma é conhecido pela sua experiência em cardiologia clínica e intervenção cardiovascular. É uma figura-chave no avanço do tratamento de doenças cardíacas na Índia.

12. **Dr. Hans-Ulrich Katus** (Alemanha)
    Um cardiologista e investigador de renome, o Dr. Katus contribuiu significativamente para o domínio da insuficiência cardíaca, da cardiomiopatia e da utilização de biomarcadores em doenças cardiovasculares.

13. **Dr. Yochai Birger** (Israel)
    Cardiologista de renome em Israel e a nível internacional, o Dr. Birger deu contributos significativos para a investigação sobre saúde cardiovascular e prevenção de doenças cardíacas.

14. **Dr. Javed Butler** (EUA)
    Um cardiologista proeminente especializado em insuficiência cardíaca, o Dr. Butler é uma figura chave tanto na investigação como na prática clínica na gestão de doenças cardiovasculares.

LISTA DE LAUREADOS COM O PRÉMIO NOBEL QUE DERAM CONTRIBUTOS SIGNIFICATIVOS PARA O DOMÍNIO DA INVESTIGAÇÃO CARDIOVASCULAR

1. **Sir James Black** (1988) - *Prémio Nobel da Fisiologia ou Medicina*: Atribuído pelas suas descobertas no desenvolvimento de medicamentos que influenciam a função cardíaca, incluindo os beta-bloqueadores (por exemplo, propranolol) utilizados no tratamento de doenças cardiovasculares.

2. **Michael Brown e Joseph Goldstein** (1985) - *Prémio Nobel da Fisiologia ou Medicina*: Pelas suas descobertas sobre a regulação do metabolismo do colesterol, que tem implicações importantes para a saúde cardiovascular.

3. **Paul Dudley White** (Não foi laureado com o Prémio Nobel, mas foi influente): Embora não tenha ganho o Prémio Nobel, o Dr. White foi uma figura importante nos primórdios da medicina cardiovascular e da cardiologia preventiva, com uma influência duradoura no tratamento das doenças cardíacas.

4. **Albert A. Michelson** (1907) - *Prémio Nobel da Física*: Embora não estejam diretamente relacionadas com a saúde do coração, as suas tecnologias de medição de precisão em física fizeram avançar indiretamente a tecnologia utilizada nos diagnósticos cardiovasculares (por exemplo, electrocardiogramas).

5. **Renato Dulbecco, Howard Temin e David Baltimore** (1975) - *Prémio Nobel da Fisiologia ou Medicina*: Embora o seu trabalho se tenha centrado na virologia e no cancro, a compreensão dos mecanismos moleculares das doenças cardíacas e do cancro está cada vez mais interligada na investigação.

6. **Louis Ignarro, Robert Furchgott e Ferid Murad** (1998) - *Prémio Nobel da Fisiologia ou Medicina*: Pelas suas descobertas sobre o óxido nítrico como molécula de sinalização no sistema cardiovascular, que tem implicações significativas para a saúde do coração e o tratamento de doenças cardiovasculares.

7. **John Vane, Sune Bergström e Bengt Samuelsson** (1982) - *Prémio Nobel da Fisiologia ou Medicina*: Pelas suas descobertas sobre as prostaglandinas e substâncias relacionadas, que têm um papel importante na função cardiovascular.

MILAGRES E AVANÇOS MÉDICOS NOTÁVEIS NO DOMÍNIO DA SAÚDE DO CORAÇÃO QUE TIVERAM UM IMPACTO SIGNIFICATIVO NO TRATAMENTO DAS DOENÇAS CARDIOVASCULARES

1. **Transplante de coração (1967)** - O primeiro transplante de coração bem sucedido foi efectuado pelo Dr. Christiaan Barnard na África do Sul em 1967. Este procedimento inovador revolucionou o tratamento da insuficiência cardíaca em fase terminal, oferecendo aos doentes uma oportunidade de vida quando não existiam outras opções disponíveis.

2. **Cirurgia de bypass da artéria coronária (CABG)** - Realizada pela primeira vez na década de 1960, a CABG tornou-se uma das cirurgias mais comuns e eficazes para o tratamento da doença arterial coronária. Envolve o redireccionamento do sangue em torno das artérias coronárias bloqueadas, melhorando o fluxo sanguíneo para o músculo cardíaco.

3. **O desenvolvimento dos stents (1986)** - A invenção dos stents coronários pelo Dr. Julio Palmaz em 1986 ajudou a revolucionar o tratamento das doenças cardíacas, permitindo aos médicos abrir artérias bloqueadas de uma forma menos invasiva do que a cirurgia tradicional.

4. **Pacemakers e desfibrilhadores** - A invenção do pacemaker na década de 1950 pelo Dr. Paul Zoll e o desenvolvimento do cardioversor-desfibrilhador implantável (CDI) na década de 1980 salvaram inúmeras vidas, ajudando a regular os ritmos cardíacos e a prevenir paragens cardíacas súbitas.

5. **A utilização de estatinas** - As estatinas, descobertas no final da década de 1980, foram um fator de mudança na prevenção e no tratamento das doenças cardiovasculares. Ajudam a baixar os níveis de colesterol, reduzindo o risco de ataque cardíaco e AVC, e têm sido fundamentais na redução da mortalidade global por doença cardíaca.

6. **Angioplastia e cateterismo com balão (1977)** - O Dr. Andreas Gruentzig desenvolveu a angioplastia em 1977, um procedimento minimamente invasivo que utiliza um cateter com balão para abrir artérias bloqueadas, o que melhorou drasticamente os resultados para os doentes com doença arterial coronária.

7. **Coração artificial (AbioCor, 2001)** - O desenvolvimento do coração artificial AbioCor foi um passo significativo para ajudar os doentes com insuficiência cardíaca em fase terminal quando um transplante de coração não é uma opção. Este coração implantável imita a função cardíaca natural e pode prolongar significativamente a vida de um doente.

8. **Terapia com células estaminais para regeneração do coração** - Embora ainda em fase experimental, a terapia com células estaminais para doenças cardíacas é muito promissora. A investigação demonstrou o potencial das células estaminais para reparar ou regenerar o tecido cardíaco danificado, oferecendo esperança às pessoas que sofrem de insuficiência cardíaca.

9. **Terapia genética para doenças cardíacas** - Nos últimos anos, a terapia genética tem sido explorada como um potencial tratamento para doenças cardiovasculares. Alguns estudos demonstraram que a modificação de genes relacionados com a reparação e o crescimento do músculo cardíaco pode melhorar a função cardíaca em doentes com insuficiência cardíaca grave.

10. **Cirurgia cardíaca minimamente invasiva** - Os avanços na cirurgia minimamente invasiva tornaram possível a realização de cirurgias cardíacas com incisões mais pequenas, levando a tempos de recuperação mais rápidos e menos trauma para o doente. As cirurgias assistidas por robô, como as de reparação e substituição de válvulas, também contribuíram para melhores resultados.

PESSOAS NOTÁVEIS QUE SOBREVIVERAM A PROBLEMAS CARDÍACOS GRAVES E QUE TIVERAM UMA VIDA DE GRANDE IMPACTO

1. Bill Clinton (Antigo Presidente dos EUA)

Bill Clinton teve um grande susto com o coração em 2004, quando foi submetido a uma cirurgia de bypass quádruplo para tratar de artérias coronárias bloqueadas. O seu problema cardíaco foi descoberto depois de sentir dores no peito. Após a cirurgia, Clinton adoptou um estilo de vida mais saudável, incluindo uma dieta à base de plantas e exercício físico regular. Desde então, tornou-se um defensor da saúde do coração.

2. Larry King (Apresentador de televisão)

O falecido Larry King tinha um historial de problemas cardíacos, incluindo um ataque cardíaco em 1987, que levou a uma cirurgia de bypass. Também sofreu de vários outros problemas cardiovasculares ao longo da sua vida, incluindo um AVC em 2019. Apesar desses desafios, King continuou sua carreira e permaneceu ativo em seus últimos anos, defendendo a saúde e a conscientização do coração.

3. Arianna Huffington (fundadora do The Huffington Post)

Após um colapso por exaustão em 2007, Huffington foi diagnosticada com apneia do sono e problemas de saúde cardíaca. Este acontecimento levou-a a reavaliar o seu estilo de vida, incluindo dar prioridade ao sono e à gestão do stress. Desde então, Huffington tornou-se uma defensora do bem-estar e da saúde do coração.

4. David Letterman (Apresentador de televisão)

David Letterman foi submetido a uma cirurgia de bypass cardíaco em 2000, depois de sofrer de uma doença arterial coronária significativa. Regressou ao seu programa pouco depois da cirurgia e a sua recuperação foi amplamente divulgada. Letterman utilizou a sua plataforma pública para sensibilizar para as doenças cardíacas.

5. Vladimir Putin (Presidente da Rússia)

No início dos anos 2000, surgiram rumores sobre a saúde do coração do Presidente russo Vladimir Putin, depois de este se ter submetido a uma intervenção médica. Embora os pormenores sobre o seu estado de saúde permaneçam confidenciais, foi noticiado que estava a recuperar bem e que continuava a desempenhar as suas exigentes funções. Putin é conhecido pelo seu estilo de vida ativo, o que pode ter contribuído para a resistência do seu coração.

6. George W. Bush (Antigo Presidente dos EUA)

George W. Bush apanhou um susto cardíaco em 2013, quando foi submetido a uma cirurgia para desobstruir artérias bloqueadas. O procedimento seguiu-se a uma série de exames que revelaram uma acumulação de placas nas suas artérias. Desde então, adoptou um estilo de vida mais saudável, incluindo exercício físico e uma dieta alimentar.

7. Hillary Clinton (Antiga Secretária de Estado dos EUA)

Em 2012, Hillary Clinton sofreu um coágulo de sangue na cabeça, relacionado com uma queda anterior, o que suscitou preocupações quanto à sua saúde cardíaca. Embora não se tratasse diretamente de um problema cardíaco, o coágulo provocou complicações graves. Recuperou totalmente e continua a participar ativamente na vida pública.

8. Tommy Lasorda (Treinador de basebol)

Tommy Lasorda, o famoso treinador da Major League Baseball, sobreviveu a vários ataques cardíacos ao longo da sua vida, incluindo um em 1998. Tornou-se um porta-voz da sensibilização para as doenças cardíacas, incentivando as pessoas a cuidar da saúde do coração através de uma dieta adequada e de exercício físico. Lasorda continuou a trabalhar no basebol mesmo depois dos seus problemas cardíacos.

9. Mick Jagger (Músico)

Mick Jagger, o vocalista dos Rolling Stones, foi operado ao coração em 2019 para substituir uma válvula. A cirurgia foi bem-sucedida e Jagger recuperou rapidamente, retomando a digressão da banda. Desde então, ele se tornou um defensor da saúde do coração, incentivando outras pessoas a cuidar de seu bem-estar cardiovascular.

10. Kim Kardashian West (estrela de reality shows e empresária)

Kim Kardashian West sofreu um susto cardíaco em 2020, depois de sofrer complicações relacionadas com a pré-eclâmpsia durante a gravidez. Apesar de não estarem diretamente relacionados com doenças cardíacas, os seus problemas de saúde aumentaram a sensibilização para o impacto da gravidez na saúde do coração. Kardashian tem sido aberta sobre suas lutas com sua saúde e defendeu uma melhor conscientização e cuidados para complicações relacionadas ao coração em mulheres.

11. Dick Cheney (Antigo vice-presidente dos EUA)

Dick Cheney sobreviveu a vários ataques cardíacos ao longo dos anos, bem como a um transplante de coração em 2012. Os seus problemas cardíacos começaram na década de 1970 e, apesar das inúmeras cirurgias e intervenções, Cheney continuou a exercer funções públicas. Desde então, tornou-se um defensor da saúde do coração, incentivando as pessoas a gerir os seus riscos cardiovasculares.

12. Bret Michaels (Músico e estrela de reality shows)

Bret Michaels, vocalista da banda Poison e apresentador do programa "Rock of Love", sofria de um problema cardíaco com risco de vida. Em 2010, Michaels sofreu uma hemorragia cerebral, que foi associada a um forame oval patente (PFO), um buraco no coração. Foi submetido a uma cirurgia para fechar o buraco e recuperou totalmente. Desde então, Michaels tem-se manifestado sobre a saúde do seu coração e a importância do diagnóstico precoce.

13. Tom Hanks (Ator)

Tom Hanks foi diagnosticado com diabetes tipo 2, o que o colocou em maior risco de doença cardíaca. No entanto, depois de fazer alterações significativas na sua dieta e estilo de vida, Hanks geriu eficazmente a sua doença, reduzindo o risco de problemas relacionados com o coração. Hanks tem falado abertamente sobre o seu percurso de saúde e incentiva os outros a tomarem medidas preventivas.

Estas pessoas enfrentaram graves problemas de saúde relacionados com o coração, mas conseguiram superá-los, utilizando frequentemente as suas plataformas para sensibilizar e inspirar outras pessoas a assumirem o controlo da sua saúde cardiovascular.

HISTÓRIAS NO CORAÇÃO

1. DOAÇÃO DE ÓRGÃOS - UMA DÁDIVA

A vida de Lily estava em risco. Sempre fora saudável, mas, numa manhã de inverno, sentiu um aperto invulgar no peito. Em poucas horas, o seu estado piorou e os médicos confirmaram o diagnóstico: insuficiência cardíaca. O seu coração já não era suficientemente forte para suportar as necessidades do seu corpo, e a única solução era um transplante de coração.

À medida que o estado de saúde de Lily se deteriorava, foi colocada na lista de espera para um novo coração. Os dias transformaram-se em semanas e cada momento parecia uma corrida contra o tempo. A incerteza da espera por um dador de órgãos pesava muito sobre ela e a sua família. O marido de Emily, Tim, sentou-se à sua cabeceira, segurando a sua mão, sem nunca a deixar.

Do outro lado da cidade, estava a acontecer uma tragédia. Mick, um homem de 29 anos, esteve envolvido num acidente de viação fatal. Foi declarado em morte cerebral e a sua família viu-se confrontada com uma decisão inimaginável. Perante a sua dor, foi-lhes dada a opção de doar os órgãos de Mick. Os seus pais, embora de coração partido, optaram por honrar o seu legado, oferecendo o seu coração a alguém que necessitasse de um transplante.

Quando os médicos de Lily receberam a chamada sobre uma possível compatibilidade, foi como se um novo capítulo da sua vida tivesse começado. Foi operada à pressa e o transplante foi um sucesso. A sua recuperação foi longa e difícil, mas a cada dia que passava sentia-se mais forte. Gradualmente, o seu coração sarou, assim como o seu espírito.

Meses mais tarde, Lily conheceu a família de Mick. A primeira vez que apertaram as mãos, não havia palavras que pudessem expressar adequadamente a profundidade da dor e da gratidão que partilhavam. O coração de Mick batia no peito de Emily, mas também batia pela sua família. A dádiva da vida que ele deixara para trás era agora uma parte dela - uma parte que a recordaria sempre do imenso sacrifício que tornou possível a sua sobrevivência.

Lily dedicou-se a viver uma vida que honrasse a memória de Mick. Tornou-se uma defensora da doação de órgãos, falando em escolas e hospitais, partilhando a sua história para inspirar outros a considerarem a possibilidade de se tornarem dadores. A sua vida era agora não só a sua, mas também um reflexo da bondade e do altruísmo que advêm da decisão de dar a outra pessoa o dom da vida.

2. ATAQUE CARDÍACO - ELIMINAR

Tom sempre teve uma vida ocupada. Advogado de sucesso com uma carreira exigente, dava por si a conciliar muitas vezes as noites no escritório com as saídas de golfe ao fim de semana. Nunca pensou no seu coração - até ao dia em que este quase parou.

Era uma tranquila manhã de sábado quando tudo aconteceu. João estava sentado à mesa da cozinha, a beber café e a ler o jornal. De repente, sentiu uma dor aguda e abrasadora no peito que se irradiava pelo braço esquerdo. A dor era tão intensa que ele mal conseguia respirar. O pânico instalou-se e apercebeu-se de que algo estava terrivelmente errado.

A sua mulher, Emily, ligou imediatamente para o 112. Os paramédicos chegaram rapidamente e levaram-no para o hospital. Os médicos confirmaram que se tratava de um ataque cardíaco. O bloqueio de uma das artérias era grave e os danos no coração eram extensos. Teve sorte em ter sobrevivido, mas o caminho a percorrer seria longo.

O processo de recuperação foi extenuante. Tom teve de reaprender a cuidar do seu corpo. Os médicos aconselharam-no a fazer mudanças significativas no seu estilo de vida: uma dieta mais saudável, exercício físico regular e gestão do stress. Mas Tom teve dificuldade em adaptar-se. A ideia de desistir das suas adoradas saídas de golfe e do trabalho no escritório a altas horas da noite parecia impossível.

No entanto, com tempo e determinação, Tom começou a ver progressos. A sua mulher, Emily, foi a sua maior animadora, garantindo que ele se mantinha fiel à sua nova rotina. Faziam caminhadas diárias juntos, cozinhavam refeições mais saudáveis e, lentamente, o coração de Tom ficou mais forte.

Um ano após o ataque cardíaco, Tomás regressou ao hospital para uma consulta de acompanhamento. O médico ficou espantado com os seus progressos. "Está a ir melhor do que eu esperava", disse o médico com um sorriso. "O seu coração está a sarar."

Tomás sentiu uma enorme sensação de orgulho. O seu coração tinha passado por um acontecimento traumático, mas tinha resistido. Ele tinha resistido. O seu coração tinha-lhe mostrado a sua resistência e, por sua vez, ele tinha encontrado um novo apreço pela vida. Apercebeu-se de que, embora não pudesse controlar tudo, podia controlar a forma como cuidava da sua saúde no futuro.

3. AMOR E SACRIFÍCIO - UM ACONTECIMENTO INTERESSANTE

Samin sempre soube que tinha um problema cardíaco. Diagnosticada com uma doença cardíaca congénita em criança, passou grande parte da sua vida a entrar e a sair de consultórios médicos, a fazer exames e tratamentos. Aos 28 anos, os médicos informaram-na de que o seu estado de saúde estava a piorar. Sem um transplante de coração, o seu prognóstico era sombrio.

Enquanto Samin se debatia com as notícias, deu por si a apaixonar-se por Ran. Ele era gentil, paciente e compreensivo em relação aos problemas de saúde dela. A sua relação aprofundou-se e, após um ano de namoro, ficaram noivos. Mas à medida que o dia do casamento se aproximava, a saúde de Samin começou a piorar mais depressa do que ela tinha previsto. O seu coração já não era capaz de acompanhar as exigências do seu corpo.

Ran, de coração partido mas determinado, perguntou a Samin se ela consideraria um tratamento arriscado. Tratava-se de um procedimento experimental que poderia prolongar a vida de Samin, mas que comportava riscos significativos. A decisão pesou muito sobre ambos. O primeiro instinto de Samin foi recusar - ela não queria que Ran assumisse o fardo de cuidar dela a longo prazo. Mas as palavras de Ran ecoavam na sua mente: "Eu amo-te e quero lutar contra isto contigo".

Com o apoio de Ran, Samin submeteu-se à intervenção. O caminho para a recuperação foi longo, mas a cada dia que passava, a sua saúde melhorava. Ethan nunca saiu do lado dela. Assumiu o papel de prestador de cuidados com altruísmo, pondo de lado as suas próprias necessidades para garantir o bem-estar dela. A ligação entre eles ficou mais forte do que nunca e Samin percebeu que o amor, na sua forma mais pura, não se trata apenas de estar juntos nos bons momentos, mas de enfrentar os desafios como uma equipa.

Por fim, o estado de saúde de Samin estabilizou, mas era evidente que nunca mais poderia voltar à sua vida anterior. Teria de viver sob monitorização constante e com mudanças no seu estilo de vida. No entanto, sentiu uma enorme gratidão pela segunda oportunidade de vida - e pelo amor que a acompanhou nos momentos mais negros.

4. MAIS VALE PREVENIR DO QUE REMEDIAR

Na pequena cidade de Oakland, as doenças cardíacas eram uma preocupação crescente. A cidade registava uma elevada incidência de ataques cardíacos e acidentes vasculares cerebrais, e os prestadores de cuidados de saúde locais estavam determinados a mudar a situação. Lançaram uma iniciativa à escala da comunidade para promover a saúde do coração, centrada na prevenção e na educação.

No início, o programa parecia assustador. As pessoas estavam fixas nos seus hábitos - demasiadas eram fumadoras, sedentárias e comiam mal. Mas a equipa por detrás da iniciativa estava determinada a fazer a diferença. Organizaram feiras de saúde, oferecendo rastreios gratuitos e informações sobre doenças cardíacas. Os ginásios locais ofereceram descontos nas inscrições e os nutricionistas ofereceram-se para dar aulas de culinária saudável para o coração.

Com o tempo, a comunidade começou a adotar estas mudanças. José, um antigo fumador, foi um dos primeiros a inscrever-se no programa. No início, teve dificuldade em deixar de fumar, mas com o apoio dos seus vizinhos e dos seus novos amigos, foi vencendo lentamente o seu vício. Mini, uma professora reformada, juntou-se a um grupo de caminhada e, em breve, estava a caminhar oito quilómetros por dia. Até Tim, o presidente da câmara da cidade, iniciou uma campanha de alimentação saudável e incentivou os restaurantes locais a oferecerem opções de menu saudáveis para o coração.

Um ano após o lançamento da iniciativa, os resultados eram evidentes. As taxas de doenças cardíacas em Oakland tinham baixado significativamente e a comunidade tinha-se tornado mais saudável e mais ligada do que nunca. Os residentes partilharam histórias das suas transformações pessoais, desde perder peso a deixar de fumar e a gerir o stress. O sentimento de orgulho era palpável e o sucesso do programa tornou-se um modelo para outras cidades.

O programa não se destinava apenas a prevenir doenças cardíacas - destinava-se a criar uma comunidade de apoio onde todos se preocupavam com o bem-estar uns dos outros. Foi a prova de que quando as pessoas se juntam por uma causa comum, podem ter um impacto duradouro.

5. O CORAÇÃO DE UM SOBREVIVENTE: VIVER COM UMA DOENÇA CARDÍACA CONGÉNITA

Desde o momento em que Emily nasceu, os seus pais sabiam que as suas vidas seriam diferentes. Foi-lhe diagnosticada uma doença cardíaca congénita, uma condição que significava que o seu coração não funcionava como devia. Os médicos estavam esperançados, mas o caminho a percorrer seria longo e incerto.

Os primeiros anos de vida de Emily foram repletos de visitas ao hospital, cirurgias e medicamentos. Cresceu habituada a ouvir os pais falarem do seu coração com os médicos, mas nunca deixou que isso a definisse. Jogava futebol, fazia amigos e destacava-se na escola. Chegou mesmo a participar num recital de dança, embora a mãe se preocupasse sempre com a sua saúde durante essas actividades.

Quando Emily entrou na adolescência, o seu estado de saúde piorou. Os médicos informaram os pais de que ela iria precisar de um transplante de coração em breve. A notícia foi dura, mas Emily, sempre forte, aceitou-a com naturalidade. "Eu consigo fazer isto", disse ela. A sua coragem era evidente, mas, por baixo da superfície, estava aterrorizada.

A cirurgia de transplante foi um sucesso, mas a recuperação foi um desafio. Emily passou meses no hospital e o impacto emocional na sua família foi imenso. Mas a resiliência de Emily brilhou. Com o apoio da família e da equipa médica, recuperou as forças. Por fim, voltou à escola e depois voltou a praticar desporto.

Anos mais tarde, Emily, agora adulta, reflectiu sobre o seu percurso. As cirurgias, a incerteza, a dor - tudo isto moldou quem ela era. Apercebeu-se de que, apesar de o seu coração ter enfrentado muitos desafios, estava mais forte do que nunca. Tinha resistido às provações da vida, e ela também.

A história de Emily inspirou outras pessoas que se debatiam com problemas semelhantes. Tornou-se defensora das pessoas com doenças cardíacas congénitas, partilhando o seu percurso e oferecendo esperança às famílias que enfrentavam os mesmos receios. O seu coração, tanto literal como metafórico, tinha resistido e ela usou essa força para ajudar outros a viver com coragem e resiliência.

CITAÇÕES IMPACTANTES SOBRE O CORAÇÃO

"O coração tem as suas razões que a razão desconhece."
- Blaise Pascal

"Um coração amoroso é a mais verdadeira sabedoria."
- Charles Dickens

"Onde quer que vás, vai com todo o teu coração."
- Confúcio

"O coração é o grande professor, o grande curador e a grande fonte de sabedoria."
- John Payne

"Tenha o cuidado de obter o que gosta ou será forçado a gostar do que obtém."
- George Bernard Shaw

"O verdadeiro amor não tem a ver com perfeição, ele está escondido nos recantos mais profundos do coração."
- Desconhecido

"Não consegues ver o teu próprio coração, mas sabes que ele está lá."
- Desconhecido

"Um coração que ama é sempre jovem."
- Provérbio grego

"O coração não é um coração até ser partido."
- Maria Fusco

"Uma boa consciência é um Natal contínuo."
- Benjamin Franklin

"Não vás por onde o caminho pode levar, vai antes por onde não há caminho e deixa um rasto."
- Ralph Waldo Emerson

"Deixa que a beleza do que amas seja o que fazes."
- Rumi

"Rir é uma arte e faz bem ao coração".

- Sivakumar Gowder

"As pessoas acham que o álcool cura (doenças) do coração, mas, em teoria, descasca o coração."

- Sivakumar Gowder

Referências

Associação Americana do Coração. (2023). *Life's Essential 8 para a saúde do coração.* Recuperado de https://www.heart.org

Appel, L. J., Moore, T. J., Obarzanek, E., Vollmer, W. M., Svetkey, L. P., Sacks, F. M., ... & Cutler, J. A. (1997). A clinical trial of the effects of dietary patterns on blood pressure. *New England Journal of Medicine, 336*(16), 1117-1124. https://doi.org/10.1056/nejm199704173361601

Centros de Controlo e Prevenção de Doenças. (2023). *Factos sobre doenças cardíacas.* Recuperado de https://www.cdc.gov/heartdisease

Chiuve, S. E., McCullough, M. L., Sacks, F. M., & Rimm, E. B. (2006). Healthy lifestyle factors in the primary prevention of coronary heart disease among men: Benefits for heart health. *Circulation, 114*(2), 160-167. https://doi.org/10.1161/circulationaha.106.621417

Dehghan, M., Mente, A., Zhang, X., Swaminathan, S., Li, W., & Wang, C. (2017). Associações da ingestão de gorduras e hidratos de carbono com doenças cardiovasculares e mortalidade em 18 países. *The Lancet, 390*(10107), 2050-2062. https://doi.org/10.1016/s0140-6736(17)32252-3

Gowder SJT, editor. Uma Avaliação Crítica da Vitamina D - Visão Geral Básica. Europa: InTech Open Access Publisher, 2017, p. 1-330. DOI:10.5772/61867.

Gowder SJT, editor. Uma Avaliação Crítica da Vitamina D - Visão Geral Clínica. Europa: InTech Open Access Publisher, 2017, p. 1-258. DOI:10.5772/68714.

Gowder SJT. Impacto da religião na alimentação e na nutrição. J Ecohumanism 3: 2968-2978, 2024. DOI:10.62754/joe.v3i7.4430.

Gowder SJT. Aspectos sociais da alimentação e nutrição: Uma visão geral. J Ecohumanism 3: 2953-2961, 2024. DOI:10.62754/joe.v3i7.4431.

Estruch, R., Ros, E., Salas-Salvadó, J., Covas, M. I., Corella, D., & Arós, F. (2018). Prevenção primária de doenças cardiovasculares com uma dieta mediterrânea suplementada com azeite de oliva extra virgem ou nozes. *New England Journal of Medicine, 378*(25), e34. https://doi.org/10.1056/nejmoa1800389

Harvard Medical School. (2023). *Dieta mediterrânica e saúde do coração.* Harvard Health Publishing.

Hu, F. B., Willett, W. C., & Rimm, E. (2021). Padrões alimentares e risco de doença cardiovascular. *Circulation, 143*(13), 1255-1265. https://doi.org/10.1161/circulationaha.120.051345

Lavie, C. J., Milani, R. V., & Ventura, H. O. (2015). Obesidade e factores de risco de doenças cardiovasculares. *Journal of the American College of Cardiology, 66*(9), 976-990. https://doi.org/10.1016/j.jacc.2015.06.020

Libby, P., & Ridker, P. M. (2018). Inflamação e aterosclerose: A conexão coração-corpo. *Nature Medicine, 24*(4), 425-435. https://doi.org/10.1038/nm.3098

Clínica Mayo. (2023). *Dicas para controlar a pressão arterial.* Recuperado de https://www.mayoclinic.org

Mozaffarian, D., Wu, J. H. Y., & Willett, W. C. (2016). Ácidos gordos ómega 3 e doenças cardiovasculares. *Journal of the American College of Cardiology, 68*(5), 456-457. https://doi.org/10.1016/j.jacc.2016.05.046

Instituto Nacional do Coração, Pulmão e Sangue. (2023). *O que é a doença cardíaca coronária?* Retirado de https://www.nhlbi.nih.gov

Ornish, D. (2023). *Reversão de doenças cardíacas: The Ornish lifestyle medicine approach.* Nova Iorque, NY: Random House.

Piepoli, M. F., Hoes, A. W., Agewall, S., Albus, C., Brotons, C., & Catapano, A. L. (2016). Diretrizes europeias sobre prevenção de doenças cardiovasculares na prática clínica. *European Heart Journal, 37*(29), 2315-2381. https://doi.org/10.1093/eurheartj/ehw106

Sacks, F. M., Lichtenstein, A. H., Wu, J. H., Appel, L. J., Creager, M. A., & Kris-Etherton, P. M. (2017). Gorduras dietéticas e doenças cardiovasculares: Um conselho presidencial da American Heart Association. *Circulation, 136*(3), e1-e23. https://doi.org/10.1161/cir.0000000000000510

Stress e saúde cardiovascular. (2020). *Jornal de Gestão do Stress em Medicina, 10*(4), 124-132.

OMS. (2023). *Doenças cardiovasculares (DCV).* Organização Mundial de Saúde. Recuperado de https://www.who.int

Yusuf, S., Hawken, S., & Ounpuu, S. (2004). Effect of potentially modifiable risk factors associated with myocardial infarction (Efeito de factores de risco potencialmente modificáveis associados ao enfarte do miocárdio). *The Lancet, 364*(9438), 937-952. https://doi.org/10.1016/s0140-6736(04)17018-9

Zhao, M., & Veeranki, S. P. (2019). Benefícios da atividade física para a saúde do coração. *Journal of Cardiovascular Medicine, 20*(2), 87-94. https://doi.org/10.2459/jcm20201

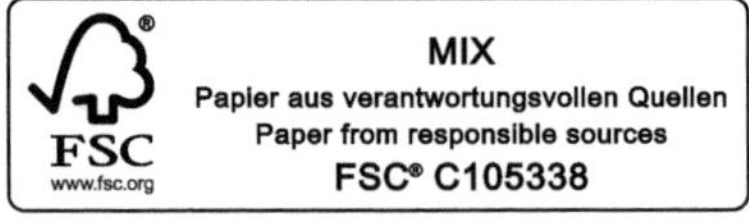

Printed by Books on Demand GmbH, Norderstedt / Germany